Henning Lüsebrink

Erstellung und Evaluation eines Anleitungskonzeptes für die praktische Pflege

GRIN Verlag

Bibliografische Information der Deutschen Nationalbibliothek:

Die Deutsche Bibliothek verzeichnet diese Publikation in der Deutschen National-
bibliografie; detaillierte bibliografische Daten sind im Internet über http://dnb.d-
nb.de/ abrufbar.

Impressum:

Copyright © 2005 GRIN Verlag GmbH
Druck und Bindung: Books on Demand GmbH, Norderstedt Germany
ISBN: 978-3-640-88858-0

Hamburger Fern-Hochschule
Studiengang Pflegemanagement
Studienzentrum Hamburg

Anerkennung des Hauptpraktikums im Hauptstudium
im Studiengang Pflegemanagement

Hausarbeit zum Themenkomplex:

**Konzeptionelles Arbeiten im Pflegemanagement am Beispiel
der Erstellung und Evaluation des Anleitungskonzeptes für eine
neurologische Station des Universitätsklinikums X**

Sommersemester 2005

von
Henning Lüsebrink

Abgegeben am 10.03.2005

Inhaltsverzeichnis

1. Hinführung zum Thema

Die Anforderungen in der Pflege entwickeln sich immer mehr hin zu komplexen Betreuungsaufgaben. So entstand in Deutschland in den letzten Jahren durch den Einfluss aus dem inner- und außereuropäischen Ausland ein pflegeprofessioneller Denkstil (vgl. Brühe et al. 2004, S. 308). Er unterscheidet sich von dem zuvor herrschenden pflegeberuflichen Denkstil, der auf standardisiertem Erfahrungswissen ohne wissenschaftliche Fundierung basierte, dadurch, dass er wissenschaftliche Erkenntnisse mit pflegerischem Erfahrungswissen und hermeneutischem Fallverstehen verbindet. Hermeneutisches Fallverstehen definiert sich nach Ulrich Oevermann als die Fähigkeit einen Fall aus der Sicht desjenigen zu verstehen, der professionelle Hilfe sucht. Wissenschaftliche Erkenntnisse bilden als Regelwissen die Grundlage dieses Denkstils, münden jedoch nicht in einer vollständigen Handlungsstandardisierung. Vielmehr bilden die subjektive Problemlage, die soziale Situation und die Respektierung der Autonomie des Patienten die Entscheidungsgrundlage für die pflegerische Praxis. Um solche Entscheidungen überhaupt treffen zu können, müssen Pflegende in der Lage sein gemachte Beobachtungen, verbale Äußerungen und verschiedene Sinneswahrnehmungen zu deuten und miteinander in Einklang zu bringen.

Von vielen Schülern in den verschiedenen Pflegeausbildungen wird immer wieder eine große Diskrepanz zwischen Theorie und Praxis beklagt. Dies kann nicht nur auf mangelnde Absprachen zwischen Schule und Praxiseinrichtungen zurückgeführt werden.

Mit der Praxis konfrontiert erkennen die Schüler, dass allgemeingültige Lösungen, wie sie in der Schule häufig vermittelt werden, nicht existieren. Unbestritten ist, dass in der Pflegausbildung wissenschaftlich fundiertes Wissen vermittelt werden muss. Außerdem muss den Auszubildenden auch eine situative Integration dieses Wissens in ihren Praxisalltag ermöglicht werden. Es ist notwendig, die Auszubildenden zu konstruktiv kritischen Auseinandersetzungen und Reflexionen über eigenes Handeln und Erleben anzuhalten.

Das Schweizerische Rote Kreuz hat 15 Schlüsselqualifikationen in seinen Richtlinien für die Krankenpflegeausbildung formuliert, als da wären:

- Pflegesituationen im gesamten und in ihren Elementen wahrzunehmen und zu beurteilen,
- Ressourcen bei sich und anderen wahrzunehmen, zu erhalten und zu entwickeln,
- Grenzen zu akzeptieren und geeignete Hilfe zu beanspruchen bzw. anzubieten,
- Veränderungen einer Situation zu erkennen sowie mittel- und langfristige Entwicklungen vorauszusehen,
- Prioritäten zu setzen, Entscheidungen zu treffen und Initiativen zu ergreifen,
- aufgrund von Prinzipien ein breites Repertoire an Methoden und Techniken einzusetzen,
- Pflegeverrichtungen geschickt und sicher auszuführen,
- sich situationsgerecht, verständlich und differenziert auszudrücken,
- zum lernen motivieren, Verhaltens- und Einstellungsänderungen aufzuzeigen und zu unterstützen,
- die Wirkung des eigenen Handelns zu beurteilen und daraus zu lernen,
- ethische Grundhaltungen zu entwickeln und sie in der konkreten Situation zu vertreten,
- aus einer Grundhaltung der Wertschätzung heraus mit anderen zusammenzuarbeiten,
- im Wechselspiel zwischen Anteilnahme, Engagement und Distanz Beziehungen aufzunehmen, zu erhalten und abzulösen.
- Konflikte anzugehen, zu lösen oder auszuhalten,
- für Veränderungen oder Neuerungen offen sein. (Schewior-Popp 1998, S18)

Das für das Universitätsklinikum X, im weiteren U abgekürzt, gültige Curriculum (vgl. Rothfuchs / Sommer 2001, S14) formuliert ähnliche, etwas allgemein gehaltenere Schlüsselqualifikationen.

Um eine situative Integration zu erleichtern sind Anleitungskonzepte unentbehrlich. Bisher existiert kein ausgearbeitetes Anleitungskonzept für neurologische Stationen des U weder für Schüler der Krankenpflege, noch für Auszubildende der integrierten Pflegeausbildung. Es sollte ausdrücklich betont werden, dass Anleitung nicht nur die Einarbeitung neuer Mitarbeiter umfasst, sondern im besonderen in den Bereichen Aus-, Fort- und Weiterbildung stattzufinden hat. Im Rahmen der Qualitätssicherung gemäß § 80 SGB XI wird vom Träger von Pflegeeinrichtungen die Einrichtung eines innerbetrieblichen Qualitätsmanagements verlangt (vgl. Bundesministerium der Justiz 2005). Damit sind zwar Pflegeheime gemeint, dies lässt sich aber genauso auf das Krankenhaus übertragen.

Das Mentorenwesen ist ein Instrument der Qualitätssicherung für die Ausbildung. Da im U keine krankheitsspezifischen Unterscheidungen zwischen den neurologischen Stationen gemacht werden und sich auch die anfallenden administrativen Tätigkeiten nicht nennenswert voneinander unterscheiden, erscheint es nicht sinnvoll, separate Anleitungskonzepte für die einzelnen neurologischen Stationen zu entwickeln. Als Folge dessen soll hier versucht werden, ein Anleitungskonzept bezogen auf Schüler der Krankenpflege und integrierten Pflegeausbildung für alle neurologischen Stationen des U zu entwerfen.

2. Begriffsbestimmungen

In dieser Arbeit soll Anleitung als praktische Anleitung verstanden werden. Diese ist zu trennen von der alltäglichen Mitarbeit, sowie von der Einarbeitung ins Team. Es handelt sich hierbei um eine geplante Tätigkeit, die gekennzeichnet ist durch eine Vorbereitungsphase, die Durchführung, Reflexion und Nachbesserung. Es ist außerdem unbedingt notwendig, geplante Anleitungssituationen entsprechend zu dokumentieren.

Da wir uns zur Zeit noch in einer Übergangsphase bis zum alleinigen Inkrafttreten des neuen Krankenpflegegesetzes, am 01.01.2004 in Kraft getreten, befinden, soll hier eine Differenzierung zwischen Mentor und Praxisanleiter vorweggestellt werden. Sträßner und Ill-Groß (2001, zitiert nach Ebbeke 2001) definieren Mentor bezogen auf die pflegerische Berufspädagogik folgendermaßen: „Mitarbeiter in der Pflege, der berufsspezifisches Wissen und Können neben den zuständigen Vorgesetzten im ärztlichen und nichtärztlichen Bereich zu vermitteln hat". Nach Ebbeke (2001) gehören Mentoren zum Pflegepersonal der entsprechenden Abteilung und müssen bzw. sollten entsprechend fort- und weitergebildet sein. Sie führt weiterhin aus, dass Praxisanleiter einen ähnlichen Aufgabenbereich wie Mentoren haben. Sie unterscheiden sich jedoch dadurch, dass sie stellenplanmäßig der Krankenpflegeschule zugeordnet sind und nicht zum Personal der entsprechenden

Abteilung gehören. Es bleibt festzuhalten, dass bereits viele Mentoren mit Inhalten und einer Stundenanzahl in dem Maße qualifiziert sind, dass sie sich als Praxisanleiter bezeichnen und entsprechende Tätigkeiten ausüben dürfen.

3. Institutionelle Voraussetzungen

Das für das U gültige Leitbild, sowie das Pflegeleitbild des U legen Ziele
fest und setzen Orientierungspunkte, die auch für die Ausbildung von Krankenpflegekräften richtungsweisend sind. Sie sollen darum hier in Auszügen wiedergegeben werden.

3.1 Leitbild U

„Patienten: Die Patienten stehen im Mittelpunkt unserer Arbeit. Wir bieten eine patientennahe, menschliche Krankenversorgung auf höchstem wissenschaftlichem Niveau und überprüfen die Qualität unserer Arbeit regelmäßig. (...)
Ausbildung / Studium / Weiterbildung: Wir bilden einen hochqualifizierten Nachwuchs für Krankenversorgung, Forschung und Lehre aus. Wir verstehen uns als lernende Organisation und unterstützen ausdrücklich Aus-, Fort- und Weiterbildung. (...)
Führungskräfte und Mitarbeiter: (...) Unser Umgang miteinander ist geprägt durch gegenseitige Wertschätzung. Wir helfen und motivieren uns, unabhängig von Hierarchien und Berufsgruppen. Wir führen mit fachlicher und sozialer Kompetenz."
(Universitätsklinikum X 2005, a)
Dieses Leitbild muss als vorläufig betrachtet werden, da es noch nicht endgültig von allen Gremien verabschiedet wurde.

3.2 Pflegeleitbild U

„Unser Pflegemodell orientiert sich am humanistischen Menschenbild. Pflege verstehen wir als Beziehung von Mensch zu Mensch. (...) Wir überprüfen regelmäßig die Wirksamkeit und Qualität des Pflegeangebotes. (...) Unser wichtigstes Führungsinstrument ist der Dialog. (...) Aus-, Fort- und Weiterbildung arbeiten nach den Grundsätzen der Erwachsenenpädagogik und orientieren ihr Leistungs-angebot an dem Weiterbildungsbedarf der Pflegenden." (Universitätsklinikum X 2005, b)

3.3 Curricularer Bezugsrahmen

Die praktische Anleitungssituation findet im zugrunde liegenden Curriculum we-nig Erwähnung. Es heißt hier lediglich:

> Der Theorie-Praxis-Transfer
> Mit Lernaufgaben für den praktischen Einsatz nach jeder Lerneinheit und/oder Vorgaben für die Praxisphasen sowie für Klinischem Unterricht, d.h. Unterricht vor Ort auf der Station durch Pflegelehrer mit einem Aus-zubildenden oder einer Gruppe von Auszubildenden, wird eine Verknüp-fung zu den theoretischen Unterrichtinhalten und der praktischen Umset-zung auf der Station hergestellt.
> Der Aufgabenbereich der Praxisanleiter orientiert sich vorrangig am stati-ons-/bereichsspezifischen Lernangebot des jeweiligen Praxisvorbildes und an der Vermittlung der im Theorieunterricht in der vorangegangenen Lerneinheit unterrichteten Pflegetechniken, die in Lernzielen für die Praxis zu den jeweiligen Lerneinheiten vorliegen. Damit wird den Auszubilden-den die Umsetzung der Lernaufgabe erleichtert.
> Das Curriculum stellt somit eine Transparenz der Ausbildung für die Stati-onen dar, in dem die Inhalte der Lerneinheiten nachvollziehbar sind. (Rothfuchs / Sommer 2001, S14)

Zu bemerken ist jedoch, dass im Curriculum ab dem zweiten Einführungsblock keine Lernaufgaben für die Praxis mehr formuliert sind, also ca. ab der Hälfte der Ausbildung.

4. Das Fundament der praktischen Anleitung

Ein Anleitungskonzept benötigt ein tragfähiges stabiles Fundament, in dem es verankert ist und auf das es sich immer rückbeziehen kann.

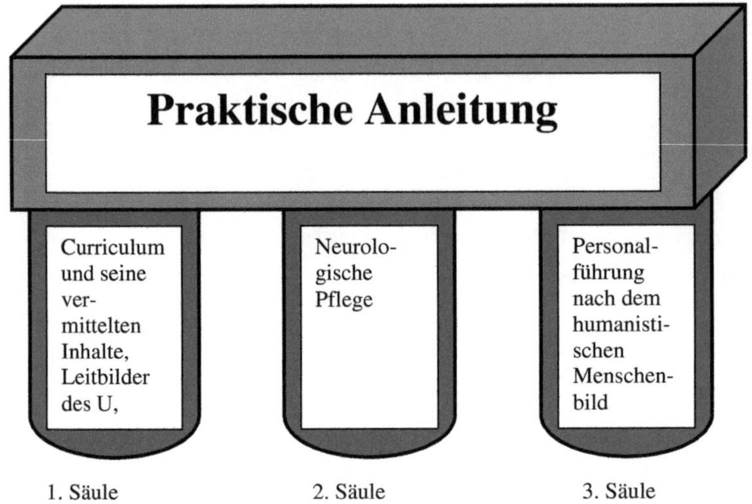

Abb. 1: Drei-Säulen-Modell der praktischen Anleitung

Die erste der drei wichtigen Säulen des Fundamentes besteht aus den theoretischen pflegerischen Grundlagen, die nach dem derzeit gültigen Curriculum im U vermittelt werden. Des weiteren beinhaltet sie die bereits oben genannten Kernaussagen der Leitbilder des U, die Einfluss auf Pflege und Ausbildung nehmen.

Die zweite Säule besteht aus der für die Neurologie fachspezifischen Pflege. Für andere Fachdisziplinen würde hier die entsprechende spezielle Pflege gelten.

In der dritten Säule sind das herrschende Menschenbild und das daraus entstehende Führungsverständnis verankert. Dabei ist zu betonen, das nicht nur berücksichtigt wird in welchem Ausbildungsjahr der Anzuleitende ist, sondern auch der individuelle Entwicklungstand fließt hier ein.

4.1 Einarbeitung und praktische Anleitung auf Station

Der folgende Abschnitt soll sich in zwei Teile gliedern. Zum einen soll die Struktur und der Ablauf des gesamten Einsatzes auf Station beleuchtet werden, zum anderen die einzelnen Phasen einer spezifischen Anleitungssituation.

Grundvoraussetzung für eine geplante Anleitungssituation ist ein geplanter und strukturierter Praxiseinsatz. Diese Struktur sollte eine stabile Grundlage bilden, um sowohl Schülern als auch Mentoren eine Orientierung für die gesamte Zeit des Einsatzes zu geben. Sie setzt sich chronologisch zusammen aus:

1. Einarbeitung
2. a) Einführung in und Vertiefung der speziellen neurologischen Pflege

   b) Festigung und Bildung allgemeinpflegerischer Fähigkeiten

   c) Kennen lernen fachspezifischer Untersuchungsverfahren
3. Reflexion über den Einsatz

Diese Formulierungen alleine sagen jedoch noch nicht genug über den Inhalt dieser Phasen aus, deshalb soll hier noch einmal eine genauere Ausführung erfolgen.

1. Einarbeitung

Da eine realistische Beurteilung des Entwicklungsstandes des Auszubildenden nicht möglich ist, ohne diesen im Vorfeld in der Praxis beobachtet zu haben, ist eine Phase der Einarbeitung unerlässlich und sollte immer ein Bestandteil der Vorbereitungsphase für spätere praktische Anleitungen sein.

Diese Einarbeitungsphase sollte über sieben Tage geplant sein, um die Möglichkeit zu bieten, den Wochenablauf der Station im Ganzen zu erfassen. Hierbei ist es sinnvoll Mentor und Auszubildenden in der gleichen Schicht einzuplanen und zusammenarbeiten zu lassen. Im Rahmen der Möglichkeiten des Stellenplanes sind sie nur eingeschränkt in den Stationsablauf einzubinden. So ist ihnen die Möglichkeit zur Besprechung und Planung des weiteren Einsatzes gegeben.

Bereits am ersten Tag des Einsatzes sollte ein Anfangsgespräch zwischen Mentor und Auszubildendem erfolgen. Hier sollte von beiden Parteien geklärt werden, welcher Ausbildungsstand vorausgesetzt werden kann, ob Lernaufgaben aus der Schule vorliegen, klinische Unterrichte während des Einsatzes geplant sind etc.. Der Mentor sollte bei dieser Gelegenheit die Lernangebote der Station darstellen und gemeinsam mit dem Auszubildenden individuelle Lernziele festlegen. Bestehende Erwartungen von beiden Seiten sollten im Anfangsgespräch klar formuliert werden, um so Missverständnissen und Frustration vorzubeugen.

2. a) Einführung in und Vertiefung der speziellen neurologischen Pflege

In dieser und der folgenden Teilphase bieten sich Anleitungssituationen besonders an, da hier manuelle Fertigkeiten und spezielle pflegerische Fähigkeiten und Kenntnisse, wie z.B. Bobath-Konzept, Pflege bei Aphasie, Schluckstörungen etc. erworben und gefestigt werden können. Welche Angebote hier bestehen sind abhängig vom Patientenklientel, das sich auf Station befindet, sowie dem Ausbildungsstand des Schülers. Nach Möglichkeit sollten hier individuelle Präferenzen berücksichtigt werden. Die Auszubildenden werden ausdrücklich dazu aufgefordert auch eigenständig Anleitung für sich einzufordern.

b) Festigung und Bildung allgemeinpflegerischer Fähigkeiten

Auch in dieser Teilphase bieten sich Anleitungssituationen an. Im Unterschied zu Punkt 2a) sollen hier allgemeine pflegerische Fähigkeiten vermittelt und vertieft werden. Eine chronologische Abfolge der unter 2) zusammengefassten Punkte kann nicht festgelegt werden. Es müssen hier aus dem pflegerischen Praxisalltag heraus vom Mentor Anleitungsmöglichkeiten erkannt und genutzt werden. Die Eigeninitiative von Seiten des Schülers ist hier unverändert gefordert.

c) Kennen lernen fachspezifischer Untersuchungsverfahren

Hier soll der Auszubildende die Möglichkeit haben, die speziellen neurologischen Untersuchungen kennen zu lernen. Hierzu gehört nicht nur die Vorbereitung, Assistenz bei der Durchführung und Nachbereitung der Untersuchung. Vor allem die damit verbundene pflegerische Versorgung der Patienten steht im Vordergrund. Zu diesen Untersuchungen gehören unter anderem die Lumbalpunktion, Kontrastmittel-MRT und diagnostische Angiographie. Die Begleitung von Patienten zu diagnostischen Untersuchungen, die größtenteils nicht auf der Station stattfinden, ist ein Angebot für die Auszubildenden.

3. Reflexion über den Einsatz

Die Reflexion des stationären Einsatzes des Auszubildenden erfolgt in zwei Schritten. Den ersten Schritt bildet die Durchführung eines Zwischengespräches mit dem Auszubildenden und dem Mentor. Der Zeitpunkt dieses Gespräches ist abhängig von der Dauer des Praxiseinsatzes. Hierbei soll der Auszubildende den bisherigen Einsatz aus seiner subjektiven Perspektive bewerten. Aufgetretene Probleme jeglicher Art sollten hier angesprochen werden, auch wenn sie bereits in vorangegangenen ungeplanten Gesprächen erörtert wurden.

Wichtig in diesem Gespräch ist die Reflexionsfähigkeit des Schülers über die bisher erbrachte Leistung und die subjektive Einschätzung des bisherigen Ausbildungsstandes. Eine Zwischenbeurteilung durch den Mentor soll dem Auszubildenden vorgestellt und nachvollziehbar begründet werden, damit der Auszubildende die Möglichkeit hat Kritik konstruktiv umzusetzen und sich in seiner Persönlichkeit und seiner Professionalität weiterzuentwickeln.

Anhand der im Anfangsgespräch gemeinsam geplanten Lernziele und des Lernangebotes der Station soll im Zwischengespräch aufgearbeitet werden, inwieweit der Auszubildende die aufgestellten Lernziele erreicht hat. Gründe für die Nichterreichung von Lernzielen sollten kritisch hinterfragt werden. Gemeinsam werden nun ggf. neue Lernziele festgelegt bzw. die „alten" neu definiert und während des restlichen Einsatzes verfolgt.

Den zweiten Schritt bildet das Abschlussgespräch, welches am Ende des Einsatzes stattfindet. Auch hier sollte eine Selbsteinschätzung des Auszubildenden bezüglich seiner Arbeit und seines individuellen Entwicklungsstandes das Gespräch eröffnen. Der Mentor erläutert mit dem Auszubildenden die Stationsbeurteilung. Hier ist unbedingt darauf zu achten, dass Kritik von Seiten der Station für den Auszubildenden nachvollziehbar begründet wird. Nur so kann sich ein Lerneffekt einstellen. In diesem Gespräch sollten die für den Einsatz gemeinsam formulierten Lernziele dahingehend überprüft werden, ob diese auch erreicht wurden. Ist ein Lernziel nicht oder nur teilweise erreicht, sollten die Gründe hierfür gemeinsam erörtert werden. Gründe für eine Nichterreichung der Ziele sind hierbei prinzipiell nicht nur allein bei dem Auszubildenden, sondern auch bei der Station und ihren Mitarbeitern zu suchen und zu analysieren.

4.2 Grundsätzliches Verständnis von Anleitung

Nach dem zugrunde gelegten Curriculum von Rothfuchs / Sommer, welches im U eingeführt ist, sollen Schlüsselqualifikationen gefördert werden, die zum selbständigen Arbeiten der Auszubildenden führen. (vgl. Rothfuchs / Sommer

2001, S. 17 ff.). Dieser Grundgedanke muss auch in der Planung des Stationseinsatzes durch den Mentor Berücksichtigung finden.

Collins et al. beschreiben in ihrem Modell der kognitiven Berufslehre von 1989 sechs Schritte, die die Auszubildenden zur Selbstständigkeit führen:

1. Modelling (Modell sein, sich der gemeinsamen oder unterschiedlichen Bilder / Modelle im Kopf bewusst werden und darüber reden)
2. Coaching (jemanden begleiten, anleiten, zur Seite stehen)
3. Scaffolding and Fading (jemanden noch Hilfestellung geben, langsam loslassen)
4. Articulation (sich über sein Handeln äußern, es erklären können)
5. Reflection (über sein Handeln kritisch nachdenken und durch Bewußtsein korrigieren)
6. Exploration (neue Handlungsmöglichkeiten erkunden, erforschen oder erproben) (Koch 1999, S. 52)

Zu den einzelnen Punkten:

1. Modelling

Modelling kann in diesem Zusammenhang als Vorbildfunktion verstanden werden. Auch wenn sich der Mentor dessen nicht bewusst ist, nimmt er diese Position durch seine Stellung dem Auszubildenden gegenüber zweifellos ein. An den Handlungsmodellen des Mentors orientiert, erhält der Auszubildende Einblick in die routinemäßigen Arbeiten der Station (vgl. Einarbeitung Punkt 1, 2a, 2b, 2c).

2. Coaching

Coaching wird in dieser Arbeit auf die konkrete Einarbeitung und Anleitungssituation bezogen. Es besteht daraus, dass der Mentor den Auszubildenden in die Stationsabläufe der jeweiligen Schichten und in die spezielle neurologische Pflege einweist. Der Schüler erhält so nicht nur die Unterstützung beim kennen lernen eines ihm teilweise unbekannten Terrains, sondern auch Sicherheit durch die enge Zusammenarbeit mit dem Mentor. Der Auszubildende erfährt bezüglich der speziellen neurologischen Pflege intensive Anleitung. Bei jeder Anleitungssituation ist die jeweilige Pflegemaßnahme in den Gesamtkomplex Pflege einzubetten und zu begründen, warum diese Maßnahme die individuelle Gesundung dieses speziellen Patienten fördert.

3. Scaffolding and Fading

Bei pflegerischen Situationen, in denen der Auszubildende bereits eine intensive Anleitung erhalten hat, sowohl in der speziellen, als auch in der allgemeinen Pflege, aber noch Unsicherheiten aufweist, erhält der Schüler in dieser Phase noch einmal verstärkt Hilfestellung durch den Mentor. Dieser muss die Fähigkeit entwickelt haben den Schüler individuell einzuschätzen und zu erkennen, bei welchen pflegerischen Maßnahmen eine intensive Anleitung noch notwendig ist, oder wo kleinere Hilfestellungen ausreichend sind. Ziel ist es, dass der Mentor sich allmählich zurückzieht und der Schüler in der Lage ist in den konkret vermittelten Pflegesituationen alleine zu arbeiten. Eine Überforderung durch zu schnelles Zurückziehen von Seiten des Mentors ist unbedingt zu vermeiden.

4. Articulation

Der Mentor sollte grundsätzlich sein pflegerisches Handeln gegenüber dem Auszubildenden verbalisieren. Der Lerneffekt ist größer, wenn der Schüler nicht nur eine Maßnahme optisch wahrnimmt, sondern ihm gleichzeitig der theoretische Hintergrund und die einzelnen Pflegeschritte erläutert werden.

Der Auszubildende ist immer wieder dazu anzuhalten, auch die selbstständig durchgeführten Maßnahmen zu reflektieren und diese begründen zu können. An dieser Stelle kann noch einmal auf die entsprechenden im Curriculum aufgeführten Schlüsselqualifikationen verwiesen werden.

5. Reflection

Hier ist das Inhalt, was bereits zum Ende des Schrittes vier genannt wurde. Diese beiden Phasen gehen nahtlos ineinander über. Eine pflegerische Maßnahme sollte nun nicht nur von dem Auszubildenden begründbar sein, sondern auch kritisch hinterfragt werden. Ziel ist es, dass nicht nur darüber nachgedacht wird, ob die pflegerische Maßnahme für diesen Patienten angebracht war, sondern auch mögliche Fehler bei der Durchführung durch den Auszubildenden erkannt werden. Außerdem sollten im Bedarfsfall andere pflegerische Möglichkeiten erkannt und ausgeschöpft werden.

6. Exploration

Bei vielen Patienten kann die pflegerische Versorgung nicht nach einem festen Schema, wie zum Beispiel dem Standard zur Durchführung der Lagerung eines Patienten, erfolgen. Es muss manchmal von diesem Schema abgewichen werden, um den individuellen Bedürfnissen des Patienten gerecht zu werden. Hierbei sind ausdrücklich keine Abweichungen von hygienischen Bestimmungen und grundsätzlichen Regeln der Lagerung gemeint, sondern beispielsweise die Lagerungsutensilien. Es sollte nicht heißen: „Ich habe solche Pat. immer nur mit einem Kissen gelagert..." Das typische: „Das haben wir schon immer so gemacht!" ist nicht mehr aktuell und schon gar nicht evidenzbasiert. Ergriffene Maßnahmen sind also immer abhängig von dem jeweiligen Zustand des Patienten zu machen.

Dem oben beschriebenen Modell folgend werden die Auszubildenden allmählich immer weiter in das selbstständige Arbeiten entlassen. Für die ausbildende neurologische Station bedeutet dies, dass die Auszubildenden am Ende des Einsatzes, angepasst an den Ausbildungsstand, in der Lage sein sollen, Teile der speziellen neurologischen Pflege eigenständig durchführen zu können. Jede von dem Schüler erlernte pflegerische Maßnahme muss bei der Durchführung an einem Patienten begründet werden können.
Mit diesem Ziel sollte jeder Einsatz geplant werden:

Nur wenn die ergriffenen Maßnahmen immer wieder durch die Mentoren hinterfragt werden lässt sich feststellen, ob der Auszubildende die individuelle Situation der Patienten erfasst hat und entsprechend reagiert.

Aufgrund der Komplexität der Neurologie ist eine Beherrschung aller speziellen neurologisch pflegerischen Maßnahmen durch die Anzuleitenden unrealistisch. Wie umfassend hier Fähigkeiten erworben und vertieft werden können ist vom jeweiligen Ausbildungsstand des Schülers und dem aktuellen Lernangebot der Station abhängig.

4.2.1 Ablauf von einzelnen Anleitungssituationen

Für eine konkrete Anleitungssituation ist eine angemessene Zeit einzuplanen. Der theoretische Hintergrund der zu erklärenden Maßnahme sollte vor Beginn der praktischen Durchführung mit dem Auszubildenden durchgesprochen werden, um entsprechende Grundlagen zu schaffen. Dies ist besonders aus dem Grund wichtig, da spezielle neurologische Pflege laut Curriculum erst in der Lerneinheit „Kommunikation und Bewegung" am Ende der Ausbildung vorgesehen ist (vgl. Rothfuchs / Sommer 2001, S.11, 109).

Die Durchführung der Anleitung sollte nach Gesichtspunkten der Erwachsenenpädagogik, siehe U Pflegeleitbild oben, erfolgen. Die angeleitete pflegerische Tätigkeit sollte in der Folge unter Aufsicht des Mentors mehrfach geübt werden, bevor der Auszubildende diese alleine durchführt. Es ist unbedingt darauf zu achten, dass während der Anleitungssituation die Konzentration nicht alleine auf der Durchführung der Maßnahme liegt, sondern weiterhin der Patient in seiner Ganzheit im Mittelpunkt steht. Es ist notwendig, jede Anleitungssituation mit dem Auszubildenden nach zu besprechen, um sich ergebende Fragen zu klären. Um die situative Integration des erworbenen Wissens für den Anzuleitenden zu erleichtern ist es wichtig, dass jede einzelne vermittelte Maßnahme in den Gesamtkomplex Pflege integriert wird. Dabei sollte ein besonderes Augenmerk auf den jeweiligen Kontext der speziellen Erkrankung gerichtet sein. Nur so besteht die Chance eine entsprechende Fachkompetenz zu entwickeln.

Der Mentor sollte sich, orientiert an den oben erläuterten Phasen, während des Einsatzes immer wieder davon überzeugen, ob der Auszubildende die angeleiteten Maßnahmen tatsächlich beherrscht. Gegebenenfalls muss hier von Seiten des Mentors korrigierend eingegriffen werden. Dabei sollte jedoch nie die Persönlichkeit des Auszubildenden außer acht gelassen werden: keine Korrekturen vor dem Patienten außer bei direkter Gefährdung des Patienten! Die Fertigkeiten des Auszubildenden sollten dokumentiert werden, um die persönliche Entwicklung des Schülers abbilden zu können. Eine solche Dokumentation ermöglicht eine begründete Beurteilung des Auszubildenden.

5. Voraussetzungen für die Umsetzung des Anleitungskonzeptes

Die Mentoren sollten grundsätzlich eine Schulung in das Anleitungskonzept erhalten, um dieses kompetent umsetzen zu können. Eine Klärung der Anforderung an Mentoren und Schüler muss grundsätzlich zu Beginn eines jeden Einsatzes erfolgen.

Um Anleitungen überhaupt ermöglichen zu können, sollten die Auszubildenden mit einem Mentor gemeinsam in einer Schicht geplant werden. Dies hängt natürlich von Stellen- und Dienstplansituation ab. Die Dienstplanung sollte, wenn möglich, zeitliche Freiräume schaffen, in denen Mentor und Schüler sich für Anleitungssituationen aus dem regulären Stationsbetrieb herausziehen können. Eine entsprechende Unterstützung durch die Stationsleitung ist hier unbedingt erforderlich.

Die Tätigkeit des Mentors sollte auf freiwilliger Basis erfolgen, um die Motivation und das Engagement des betreffenden Mitarbeiters zu erhöhen. Zeitliches Engagement über die eigentlichen Schichtzeiten hinaus sollte unbedingt Wertschätzung erfahren. Dem humanistischen Menschenbild folgend wird eine hohe Einsatzbereitschaft von Seiten der Auszubildenden vorausgesetzt. Ihnen wird zugetraut, ihren Lernprozess selbstständig zu formen und sich entsprechende für ihren Entwicklungsfortschritt notwendige Informationen einzufordern.

6. Evaluation des Anleitungskonzeptes

Um den Erfolg der Anleitungen und den Lernerfolg der Auszubildenden evaluieren zu können, bedarf es verschiedener Evaluationsinstrumente.

Es bietet sich hier zum einen das Abschlussgespräch am Ende des Einsatzes an, bei dem der Auszubildende seine persönliche Einschätzung zur erbrachten Leistung und – viel wichtiger – zu seinem persönlichen erweiterten Entwicklungsstand geben soll. Der Mentor seinerseits soll hier ebenfalls eine Einschätzung der individuellen Entwicklung, orientiert am jeweiligen Ausbildungsstand, über den gesamten stationären Einsatz, abgeben. Hierbei sollten die Lernziele dahingehend diskutiert werden, inwieweit der Auszubildende diese erreicht hat und erreichen konnte. Hat der Schüler die gesetzten Lernziele erreicht und ist in der Durchführung der betroffenen Maßnahmen sicher, so spricht dies für den Erfolg des Konzeptes. Wichtig ist zu beachten, dass der Erfolg dieses Konzeptes nicht allein an der Anzahl der erreichten Lernziele gemessen werden darf, dies wäre zu oberflächlich. Entscheidend ist vielmehr, dass der Auszubildende nicht nur die Menge an Einzelmaßnahmen sicher beherrscht, sondern sie in die Gesamtheit der Pflege einbetten kann und ihre Bedeutung im Kontext versteht.

Die Mentoren sind dazu verpflichtet, einen U-internen Beurteilungsbogen, siehe Anhang, für die Auszubildenden am Ende jedes Einsatzes auszufüllen. Hier wird die Fach-, Methoden- und Sozialkompetenz der Auszubildenden bewertet. Der Ausbildungs- und der jeweilige Entwicklungstand des Schülers zu Beginn des Einsatzes sind hierbei zu Grunde zu legen. Sorgfältige Dokumentation der Anleitungssituationen und Beobachtung der Fähigkeit zur selbstständigen und verantwortlichen Pflege ermöglichen eine Darstellung des individuellen Entwicklungsverlaufs des Schülers zum Ende des Einsatzes. Die Beurteilung des Anzuleitenden umfasst hierbei die gesamte Arbeit innerhalb des Stationsdienstes in den Bereichen der fachlichen, methodischen und sozialen Kompetenz. Fortschritte in der Entwicklung des Auszubildenden sind Anhaltspunkte für den Erfolg von Einarbeitung und Anleitung.

Ein drittes Instrument ist der sogenannte „Feedbackbogen für die praktische Ausbildung in der Kranken- und Kinderkrankenpflege", der U-intern, siehe Anhang, von den Mentoren erarbeitet wurde. Hierbei haben die Schüler die Möglichkeit anonym Angaben zur Effektivität von Einarbeitung, Gesprächen und Anleitungen zu geben. Die Erreichung der Lernziele wird hier ebenso abgefragt wie die Möglichkeit zur Erledigung der Lernaufgaben. Verbesserungsvorschläge für die Optimierung der praktischen Ausbildung auf der Station sind von den Schülern bezüglich Einarbeitung und Anleitung und sonstigen Vorschlägen ausdrücklich erwünscht. Anhand der Auswertung dieser Bögen sollen die Stationen die Möglichkeit bekommen, ihre Umsetzung des Einarbeitungs- und Anleitungskonzeptes zu reflektieren und ggf. zu überarbeiten.

7. Fazit

Die Umsetzung des hier erarbeiteten Anleitungskonzeptes ist abhängig von einer Reihe von Faktoren. Wie bereits entwickelt ist die theoretische Planung eines Stationseinsatzes und die Festlegung von Lernzielen unabdingbar. Probleme bei der Umsetzung können sich hierbei durch vermehrten Arbeitsaufwand auf den Stationen, durch eine hohe Zahl von Pflegefällen, Krankheitsausfällen von Seiten des Personals, sowie Notfallsituationen ergeben.

Aus diesem Grund ist eine detaillierte chronologische Planung der Anleitung von spezieller neurologischer Pflege umso wichtiger, da nur so die notwendige Zeit und der entsprechende Raum für Mentor und Anzuleitenden geschaffen werden kann. Eine hundertprozentige Erreichung der gemeinsam festgelegten Lernziele ist nicht immer möglich, da eventuell ein entsprechendes Patientenklientel fehlt. Dies soll allerdings nicht bedeuten, dass von Anfang an keine Anleitung geplant werden soll. Vielmehr wird von beiden an der Anleitung beteiligten Parteien ein hohes Maß an Flexibilität gefordert, um entstehende Möglichkeiten zum Lernen zu erkennen und wahrzunehmen. Das hier erstellte Anleitungskonzept lässt den Mentoren und den Auszubildenden die dafür notwendigen Freiräume. Sie haben die Möglichkeit auf die verschiedenen Einflüsse zu reagieren, indem sie keinem festen zeitlichen Rahmen unterworfen sind, wann welche Anleitung zu erfolgen hat. Der theoretische neurologische Unterricht ist nach dem Curriculum erst am Ende der Ausbildung im letzten Unterrichtsblock „Kommunikation und Bewegung" vorgesehen (vgl. Rothfuchs / Sommer 2001, S.11, S. 109). Die Einführung in die spezielle neurologische Pflege in der Praxis kann daher nur selten auf theoretisches Vorwissen aufbauen. So kann die zeitliche Planung der Anleitung, betreffend der speziellen neurologischen Pflege, sehr frei gestaltet werden.

Hier möchte ich noch einmal auf die oben aufgeführten drei Säulen des Fundamentes der praktischen Anleitung zurückkommen:

-　Säule 1:　Das Curriculum und seine vermittelten Inhalte
　　　　　　　Leitbilder des U
-　Säule 2:　Neurologische Pflege
-　Säule 3:　Personalführung nach dem humanistischen
　　　　　　　Menschenbild

Basierend auf diesen drei Säulen liefert das Anleitungskonzept einen Beitrag zur Qualitätssicherung bezogen auf die praktische Ausbildung der Schüler der Krankenpflege und der integrierten Pflegeausbildung im U.

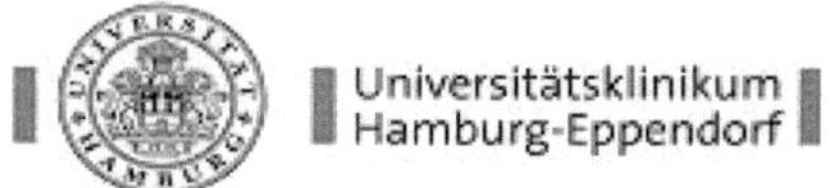

Beurteilungsbogen für Auszubildende in den Pflegeberufen am Universitätsklinikum X

Dieser Beurteilungsbogen dient der Entwicklung und Förderung der Auszubildenden. Das wichtigste Ziel ist es, ihnen eine Rückmeldung zu geben über Lernstand, Lernzuwachs im Einsatz und noch zu verbessernde Fähigkeiten und Fertigkeiten. Maßgeblich für die Beurteilung ist immer der bisher erreichte individuelle Ausbildungsstand. Basis ist das Einarbeitungskonzept.

Name:	Vorname:	geb.:	
Ausbildung in der:	Kinderkrankenpflege	Krankenpflege	
Kurs:	Kursleitung:	Tel.:	
Klinik:	Station:	Mentor/-in:	
Einsatzzeiträume:			

Vorgespräch am:	mit:	
Einarbeitung hat stattgefunden:	ja:	nein:
Zwischengespräch am:	mit:	
Abschlußgespräch am:	mit:	

Art des Praxiseinsatzes:
z.B. Einführung in ein neues Fachgebiet, Vertiefung, Kurzeinsatz zum Kennenlernen
und Schwerpunkte der pflegerischen Arbeit am Einsatzort

Bedingungen des Praxiseinsatzes:
z.B. längere Ausfallzeiten von Mentoren oder Auszubildenden, Gestaltung der Einführungsphase,
hohe Arbeitsdichte und besondere Belastungen im Einsatzzeitraum, Belegung der Station

Beschreibender Teil:

Beobachtungen zur fachlichen Kompetenz:

Beobachtungen zur methodischen Kompetenz:

Beobachtungen zur sozialen Kompetenz:

Bewertender Teil, Notenfindung:

____

____

____

____

____

____

____

____

____

____

____

Was sollte insbesondere verbessert / geübt werden?

____

____

____

____

Benotung: _______________________

Bestätigung von Nachtdienstzeiten:

Daten:	Stundenzahl:	Daten:	Stundenzahl:

Nachweis von Fehltagen:

Daten:	Anzahl der Tage:	Daten:	Anzahl der Tage:

Datum und Unterschriften:

Mentor/-in:	Zentrumsleitung:	Lehrer/-in:
Schüler/-in:	Stationsleitung:	Schulleitung:

Feedbackbogen für die praktische Ausbildung
in der Kranken- und Kinderkrankenpflege

Nun seid Ihr dran auch einmal eine Station zu beurteilen! Wir würden uns sehr über eine ausführliche und ehrliche Rückmeldung freuen.

Warst Du mit Art und Umfang der Einarbeitung zufrieden?

War das Erstgespräch effektiv für Dich?

Konntest Du den „Schülerordner" für Dich nutzen?

War das Zwischengespräch hilfreich für Dich?

Wie hast Du Dich im Stationsteam (integriert) gefühlt?

Konntest Du Deine Lernziele erreichen?

Konntest Du eine Patientengruppe selbstständig versorgen?

Hattest Du die Zeit um pflegerische Tätigkeiten dem theoretischen Unterricht entsprechend durchzuführen?

Konntest Du Pflegeanamnesen erstellen, evtl. eine Pflegeplanung schreiben?

Konntest Du Deine Lernaufgabe erledigen?

Konntest Du immer angemessen Hilfe einfordern?

Verbesserungsvorschläge?

Vielen Dank für Deine Hilfe! Alles Gute wünscht Dir das Team der Neurologie!

9.   Literaturverzeichnis:

- Brühe, R, Rottländer R., Theis, S. (2004) Denkstile in der Pflege, in Pflege, Oktober 2004, Heft 5, 17. Jahrgang, Verlag Hans Huber, Hogrefe AG, Bern

- Bundesministerium der Justiz URL (2005) Sozialgesetzbuch XI, http://www.bundesrecht.juris.de/bundesrecht/sgb_11/, letzter Zugriff am: 22.02.2005

- Ebbeke, P. (2001) Die Einarbeitung neuer Mitarbeiter/-innen im Operationsdienst – Konzepte für Mentorinnen und Mentoren, Vortrag anlässlich des 5. Niedersächsischen Symposiums für Pflegerberufe im Operationsdienst, Stadthalle Braunschweig, 19.09.2001, Redemanuskript
http://www.dbfk.de/nie/aktuell/opsymp2001/Ebbeke.htm, letzter Zugriff am: 22.02.2005

- Koch, V. (Hrsg.) (1999) Bildung und Pflege – 2. Europäisches Osnabrücker Kolloquium, Verlag Hans Huber AG, Bern

- Rothfuchs, S., Sommer, B. (2001) Curriculum - Krankenpflege Kinderkrankenpflege - Auf dem Wege zur Integration, Lau-Verlag GmbH, Reinbek

- Schewior-Popp, S. (1998) Handlungsorientiertes Lehren und Lernen in Pflege und Rehabilitationsberufen, Georg Thieme Verlag, Stuttgart

- Sträßner, R.; Ill-Groß, M. (2001) Rechtliche Überlegungen zur Stellung des Mentors und Praxisanleiters in der Pflege, PflegeRecht. 3/2001 (zitiert nach Ebbeke, P. (2001))

- Universitätsklinikum X URL (2005) a,

  Leitbild U

  http://www.xxx

  .php,

  letzter Zugriff am: 22.02.2005

- Universitätsklinikum X (2005) b,

  Pflegeleitbild U

  http://www.xxx

  .php?print=1

  letzter Zugriff am 22.02.2005

10. Abbildungsverzeichnis

- Abbildung 1: Drei-Säulen-Modell der praktischen Anleitung, erstellt von Henning Lüsebrink 2005